Von
dem Rechte des Arztes
über
Leben und Tod.

Von

C. W. Hufeland,

Königl. Preufs. Staatsrath und Leibarzt.

Aus dem Journal der praktischen Heilkunde besonders abgedruckt.

Berlin 1823.

Gedruckt und verlegt bei G. Reimer.

Es ist hier nicht die Rede von jenem Rechte, welches jedem Arzt mit dem Doktorhute verliehen wird, und welches jeder Kranke, der sich einer Kur unterwirft, stillschweigend anerkennt, — dem Rechte, in das Leben der Menschen einzugreifen, um es bei Verirrungen wieder auf die rechte Bahn zu bringen, wobei allerdings auch die Möglichkeit einer fehlerhaften, selbst lebensgefährlichen, Führung gegeben, und sonach immer dem Arzte Leben und Tod in die Hände gelegt wird; — Sondern die Frage ist hier: *Steht dem Arzte das Recht zu, über die Nothwendigkeit eines menschlichen Daseyns zu entscheiden, und dasselbe in gewissen Fällen absichtlich zu verkürzen oder zu vernichten?*

Man sollte kaum glauben, dafs bei einem Geschäfte, was so rein Erhaltung und

Rettung des Lebens zum Gegenstand hat, und wo jedes Mitglied gleich bei der Einweihung beschwört, nie etwas zum Schaden oder zur Verkürzung des Lebens zu unternehmen, eine solche Frage je möglich werden könnte, und doch ist sie es geworden, ja man hat in diesem Sinne wirklich gehandelt, und noch bis diesen Augenblick sind die Begriffe darüber noch gar nicht im Klaren.

Aber es ist von der höchsten Wichtigkeit, nicht blofs für den Arzt, sondern für die ganze Menschheit, die dabei gefährdet wird, diesen Gegenstand einmal recht scharf ins Auge zu fassen, und der strengsten Prüfung zu unterwerfen, und ich will es hier versuchen, indem ich alle Fälle zusammenfasse, wo der Arzt in die Lage kommen kann, absichtlich oder wissentlich auf Abkürzung oder Zerstörung eines menschlichen Lebens hinzuwirken.

Der oberste Grundsatz, von welchem wir hier ausgehen, und an welchem wir bei der ganzen Untersuchung festhalten müssen, ist unstreitig der: *Niemand, als Gott allein, kommt es zu, über die Nothwendigkeit des Daseyns eines Menschenlebens zu entscheiden.* — Er allein gab es, er allein kann es wieder nehmen. — So gewifs nun aber dieser Satz allgemein für wahr und gültig angenommen werden mufs und auch wirklich wird, so existiren doch eine Menge einzelner Kollisionsfälle und Scheingründe, wo Ausnahmen davon erlaubt zu seyn scheinen, und wo ganz besonders der Arzt, dem so recht eigentlich und unmittelbar das Leben in die Hände gelegt ist, gar sehr in Versuchung geführt werden kann, selbst in der besten Absicht, dagegen zu handeln. Es können in der That Komplicationen von Pflichten entstehen, die in grofse Verlegenheit setzen und höchst verführerisch erscheinen. Aber wehe dem, der sich hier der Vernünftelei und Sophistik hingibt! Er ist verloren. Das einzige Rettungsmittel ist und bleibt, sich lediglich an das einfache Gebot Gottes zu halten: *Du sollst nicht tödten.*

Der Zweck dieses Aufsatzes ist nun also, diese einzelnen Fälle durchzugehen, wo der Arzt durch solche Kollisionen und Scheingründe sehr leicht irre geführt werden kann, und, wie wir aus Erfarung wissen, auch schon oft genug irre geführt worden ist. Ich theile sie in drei Klassen: *das Leben vor der Geburt*, *das Leben während der Geburt*, *und das Leben nach der Geburt*.

Das Leben vor der Geburt.

Die erste Frage ist hier unstreitig die: *Wann fängt das Leben an?* — Und hier ist es wohl keinem Zweifel unterworfen, daſs der Zeugungsakt als der Anfang des Daseyns des künftigen Wesens zu betrachten ist, und daſs der erste, selbst noch unsichtbare, Keim desselben die nehmlichen Ansprüche auf Achtung, Vorsorge, und Schutz, auch von Seiten des Arztes, hat, als der nachfolgende ausgebildete Mensch.

Aber ich gehe noch weiter zurück, und es ist Pflicht hier einmal, und ich glaube zum erstenmale, einen Gegenstand öffentlich zur Sprache zu bringen, der der Aufmerksamkeit der Aerzte bisher entgangen ist, und der sie doch im höchsten Grade verdient, da er nicht bloſs von seiner moralischen Seite höchst strafbar, sondern auch von der physischen höchst verderblich ist, nehmlich: die *Vereitelung des Zeugungsakts.*

Wir unterscheiden also hier zweierley, *Vernichtung des Werdens*, und *Vernichtung des Gewordenen*, als beides gehörig zu der Vernichtung des Lebens vor der Geburt.

1. *Vernichtung des Werdens, — Vereitelung des Zeugungsaktes.*

Ich verstehe darunter die absichtliche Vereitelung jenes Lebensakts, der ein neues Wesen zum Daseyn ruft, oder vielmehr jenes Moments desselben, der in einer geheimnifsvollen Wechselwirkung und Verschmelzung zweier Naturen — nach der neuen Sprache der Indifferenzirung zweier organischen Polaritäten — bestehet, der wesentliche Bedingung alles organischen Anfangs ist, und der es eigentlich ist, wodurch der Beischlaf fruchtbar wird. — Es ist unstreitig der höchste, heiligste, aber auch geheimnifsvollste Moment des ganzen Naturlebens des Individuums, indem er der einzige ist, der, als ein, nicht dem Individuum, sondern dem Daseyn der Gattung, angehöriger Akt, in das Leben des All, in die Totalität der Natur, eingreift.

Wird nun dieser Moment verhindert, so wird der Zeugungsakt in seiner gänzlichen Vollziehung unterbrochen, welche eben in Erreichung jenes Moments besteht, und dadurch der wesentliche Zweck desselben vereitelt, welcher immer doppelt ist: *Gegenseitige Umtauschung (gleichsam eine organische Saturation) zweier Naturen*, und *Hervorrufung eines neuen Daseyns*.

Die Folgen sind demnach doppelt:

Einmal, *es wird ein menschliches Wesen in der Entstehung gemordet.* — Ich lasse mich hier nicht in sophistische Spitzfindigkeiten ein, die hier schon oft in jesuitische ausgeartet sind; sondern ich appellire an den gesunden Menschenverstand, und an das reine unverdorbene moralische Gefühl eines jeden Menschen. Das *Gewordene* setzt das *Werden* voraus; und, wenn es unrecht ist das Gewordene zu tödten, so ist es unstreitig eben so unrecht, den Akt, *wodurch es wird*, zu vernichten, denn man tödtet ja wirklich das Werdende in seinem ersten Entstehen.

So sieht es auch die heilige Schrift an. Es wird als eine Handlung dargestellt, die

Gott mifsfällig, sündlich, und für die Natur selbst Verderben bringend ist *). Es ist die eigentliche *Onanie*, die Onansünde, welchen Namen man denn, nicht ganz richtig, auf die ganze Selbstbefleckung übergetragen hat.

Zweitens, es wird in beiden Faktoren des Zeugungsakts, dem männlichen und dem weiblichen, eine Hemmung und Unterbrechung einer der wichtigsten organischen Funktionen bewirkt — eine Unterbrechung und Suppression des von beiden Seiten aufgeregten und herzuströmenden Bildungstriebes und der ihrem höchsten Ziele zustrebenden Productivität mit den dazu gehörigen Säften. Die Folge mufs seyn: *Stockung, Zurücktritt,* und *Anhäufung des Materiellen, retrograde und in sich selbst zurückgedrängte Richtung des Bildungstriebes.*

Diefs beweiset auch die Erfarung vollkommen.

Die Wirkungen zeigen sich zunächst in den Organen der Generation. Impo-

*) S. 1. *Buch Mose* 38. 9.

tenz, Unfruchtbarkeit, *Sexuelle Abneigung*, chronische Blennorrhoeen in beiden Geschlechtern. Besonders aber Krankheiten der Testikeln (*Hydrocele*, *Sarcocele*, *Cirsocele*) und Ovarien, und ich bin überzeugt, daſs die so häufig vorkommenden Desorganisationen und Afterorganisationen der Ovarien, so wie die Gebärmutterpolypen, sehr oft nichts anders sind als Folgen der vereitelten Empfängniſs, und der dadurch in sich zurückgedrängten und ausgearteten Productivität.

Aber auch allgemein sind sie traurig, das ganze Nervensystem wird davon heftig angegriffen, es entstehen Hypochondrie, Hysterie, alle Formen der Nervenkrankheiten, und zuletzt kann es zur völligen Abzehrung führen.

So wahr zeigt sich und bestätigt sich es auch hier, daſs das Gesetz der Natur auch Gottes Gesetz ist, und daſs jede Uebertretung desselben auch zugleich Sünde ist, und ihre Strafe nach sich zieht.

Nun ist diese Uebertretung gar nicht so selten als man glaubt. Sie gehört zu den geheimen Sünden, die selbst unschuldig, ja in der besten Absicht, begangen werden, weil man ihre Sündlichkeit und ihre verderblichen Folgen nicht kennt. Und diefs ist es, was es mir hauptsächlich zur Pflicht macht, einmal laut und nachdrücklich davon zu reden.

Ich spreche aus Erfarung, und traurige mehrmalige Erfarungen berechtigen mich, das zu sagen was ich gesagt habe. — Nicht blofs jene schändlichen Erfindungen, wodurch die Verworfenheit zu Befriedigung der thierischen Wollust ohne Erreichung des Befruchtungszwecks gleichsam eine Scheidewand zwischen dem gebenden und dem empfangenden ziehet, sind es, die ich meyne; sondern selbst sittliche und rechtliche Eheleute können, ohne zu wissen was sie thun, auf diesen Abweg gerathen, entweder aus ökonomischen Rücksichten, um nicht zu zahlreiche Familien zu bekommen, oder selbst aus zärtlicher Sorgfalt für die Gesundheit, um der schwächlichen Frau eine beschwerliche oder gefährliche Schwangerschaft und Entbindung zu ersparen, — durch plötzliche Entfernung während des Beischlafs vor der

Ejaculation oder durch andere Verhinderungsmittel, die Empfängniſs zu vereiteln. Es ist unglaublich, wie sinnreich die Erfindungskraft hierbei gewesen ist. Es ist ist mir ein Beispiel bekannt, wo sich in einer Gegend auf dem Lande auffallend eine Verminderung der Kinderzahl zeigte. Die meisten Bauerfamilien hatten nur 2 bis 3 Kinder, und dann nicht mehr. Bei genauer Untersuchung fand sichs, daſs eine Hebamme dieses Geheimniſs besaſs. Sie brachte, den Weibern unbewuſst, zu Ende des Wochenbettes, einen fremden Körper vor dem Muttermund, welcher den Eingang verschloſs.

Ja selbst der Arzt kann in den Fall kommen, hierüber befragt und mit so viel Scheingründen bestürmt zu werden, daſs er leicht wankend gemacht werden kann, und dieſs ist es hauptsächlich, weswegen ich diesen Gegenstand hier zur Sprache bringen muſste. Ich selbst bin in diesen Fall gewesen, und es war das erste Mal wo ich auf diese Sache aufmerksam gemacht wurde.

Ein, durch Stand eben so sehr als durch edle religiöse Gesinnungen, ausgezeichnetes Ehepaar, dessen Hausarzt ich war, war eine ziemliche Reihe von Jahren hindurch fast alle Jahre durch die Geburt eines Kindes erfreuet worden. Seit einigen Jahren hatte dies aufgehört, und seitdem verfiel die Frau in mannichfaltige Nervenbeschwerden, hysterische Krämpfe, besonders Schwäche, Aufgetriebenheit und Krämpfe des Unterleibes, die immer mehr zunahmen. Eine Menge Mittel fruchteten nichts. Auch der Gemahl fing an zu kränkeln. Endlich als ich einst in einem vertraulichen Gespräche ihm meine Verwunderung bezeigte, dafs sie nicht mehr schwanger würde, und meine Hoffnung, dafs eine neue Schwangerschaft und glückliche Entbindung das beste Mittel ihrer Wiederherstellung seyn würde, entdeckte er mir, dafs er schon seit einigen Jahren, aus Furcht, dafs eine neue Schwangerschaft seiner schon durch viele Wochenbetten angegriffenen Gattin schädlich werden könne, und aus zärtlicher Schonung, bei jedem Beischlaf die Empfängnifs durch Entfernung verhütet habe, und dafs ihm sein Gewissen treibe, nachzufragen, ob er daran Recht gethan, und ob er es fortsetzen könne. Ich erklärte ihm, dafs es unrecht sey, und dafs, wenn er sich des ehelichen Umganges nicht ganz enthalten könnte, es sowohl göttlich als menschlich besser sey, dem Gesetz der Natur freien Lauf zu lassen, als sie in einem ihrer heiligsten Geschäfte zu stören oder vielmehr zu betrügen. — Aber es war zu spät. Schon hatte sich unbemerkt eine Krankheit des Ovariums erzeugt, welche sich nach einiger Zeit als deutlicher *Hydrops Ovarii* entwickelte, und zuletzt durch Wassersucht den Tod herbeiführte.

Aehnliche Fälle sind mir nachher mehrere vorgekommen, und einen Beitrag von einem andern Arzte findet man im Journal der praktischen Heilkunde Januar 1823.

2. *Vernichtung des Gewordenen.*

Das ist es, was man gewöhnlich *Beförderung des Abortus* nennt. Aber man mufs weiter zurückgehen, als gewöhnlich geschieht. Von dem ersten Augenblicke an, wo der Zeugungsakt den Keim des künftigen Wesens gründete, ist es ein lebendiges, wenn gleich unsichtbares, Daseyn, hat die nehmlichen Rechte und Ansprüche auf seine Anerkennung wie das Geborene, und jede Zerstörung dieses Lebens ist ein Mord.

Ich bemerke aber, dafs über den Begriff von Abortus und Beförderung desselben noch sehr viel schwankendes in den Schriften, noch mehr in den Begriffen und dem Handeln der Aerzte herrscht, ja dafs man so weit gegangen ist, selbst die Existens von Abortivmitteln zu leugnen, und ich halte es deshalb für Pflicht, und benutze gern diese Gelegenheit, diesen wichtigen Gegenstand hier ausführlich und gründlich zu erörtern.

Es gab allerdings Zeiten, wo man, aus unvollkommenen medicinischen und juristischen Kenntnissen, das Leben des Kindes im Mutterleibe erst nach einer gewissen Zeit beginnen liefs, ja das Vorurtheil so weit ging, erst den Zeitpunkt, wo sich merkbare Bewegungen des Kindes fühlen liefsen — die Hälfte der Schwangerschaft, den Zeitpunkt, wo das Volk sagt, es lebt, — auch als den anzunehmen, wo es erst als ein wirklich lebendes Wesen anzusehen sei, und wo es erst eine Seele habe. — Aber diese

diese Zeiten sind, Gott Lob, vorbei. Mit dem ersten Augenblicke des Zeugungsacts, wo das göttliche Wort: *Werde!* ausgesprochen wurde, erkennen wir auch das volle Daseyn des künftigen Wesens gegeben, und alles Folgende ist nur fortgesetzte Entwickelung desselben, völlig gleich, ob in dem ersten Keim seines Daseyns, oder in völlig ausgebildeter Gestalt. Von diesem ersten Augenblicke an hat es die nämlichen Ansprüche und Rechte auf seine Anerkennung und Erhaltung, als in dem ganzen folgenden Leben.

Nun frage ich: was thut derjenige, der in diesem Zeitpunkt des still verborgen schlummernden Lebens etwas unternimmt, wodurch es zerstört, und der belebte Keim von seiner Mutter losgetrennt wird? — *Er tödtet;* er vernichtet das Daseyn eines lebenden Wesens eben so gut, als wenn er es 20 Jahre nachher in der Blüthe seiner vollen Kraft zerstört.

Ja der Mensch hat in diesem Zeitpunkte seines Lebens noch viel gröſsere Ansprüche auf unsere gröſste Aufmerksamkeit und Sorgfalt für seine Erhaltung, je mehr sein Daseyn in demselben verborgen und unbemerkbar ist.

Auf welche Weise kann nun dieser Mord geschehen? — Leider auf eine sehr unbemerkbare, ja oft sowohl den Aerzten als den Nichtärzten unbewufste, Weise. Sie ist doppelt. *Entweder* das Leben des Keims wird zerstört, — durch heftige Affecten, mechanische Erschütterungen, Entziehung der Nahrung, durch unmittelbare operative Zerstörung der Eihäute, — und er wird nun, als etwas Todtes und Fremdes, von der Natur ausgestofsen; *Oder* es wird gewaltsam durch einen zu heftigen Blutandrang, durch Zusammenziehungen der Gebärmutter, dieser Keim mit seinen zarten Wurzeln abgelöset und aus der Verbindung mit dem ihn nährenden Mutterboden gerissen, und dann mit dem Blutflufs ausgeleert. Auf diese Weise werden in den ersten Monaten unzählige menschliche Wesen unbemerkt, unter dem Namen der Menstruation, dem Leben entzogen.

Deswegen ist es heilige Pflicht, und wird als solche auch allgemein anerkannt, in den ersten Monaten alles zu vermeiden, was diese beiden Todesarten herbeiführen könnte, und besonders alles, was entweder durch mechanische Erschütterung oder durch Erregung von Blutcongestionen, das Leben der Frucht gefährden könnte. Und da wir kein anderes Zeichen dieses verborgenen Lebens haben, als die ausbleibende Menstruation, so gebietet das Gewissen und auch das Gesetz, bei jeder Person, wo dies der Fall ist, die Möglichkeit einer Schwangerschaft anzunehmen, dieses vielleicht verborgene Leben in Schutz zu nehmen, und alles zu vermeiden, was jene zerstörende Wirkung hervorbringen könnte. — Dies ist der Begriff von *Abortivmitteln.*

Als *Abortivursachen* hat sie die Pathologie längst angenommen, und jeder Arzt erkennt sie als solche, und warnt dagegen.

Dahin gehören: Stofsen und Fallen auf Leib und Rücken, heftige Erschütterungen beim Fahren und Reiten, heftiges Tanzen, heftige Brech- und Purgirmittel, starke Erhitzung des Körpers sowohl durch Bewegung als hitzige Getränke, Erregung eines starken Blutandranges nach der Gebärmutter, welches auf doppelte Art geschehen kann, entweder durch Antrieb von Innen (treibende Mittel, Pellentia), oder durch Herbeiziehung von aufsen (Attrahentia). Zu den erstern gehören besonders die specifisch auf diese Theile wirkenden und sie reizenden Mittel, *Aloe, Sabina, Helleborus*, eisenhaltige kohlensaure Wasser; zu den letztern, Aderlässe an den Füfsen, Blutegel an die Genitalien, Fufsbäder, Dampfbäder an die Genitalien, Injectionen, vorzüglich öfterer oder zu gewaltsamer Beischlaf.

Alles aber, was *Ursache* werden kann, kann bekanntlich, wenn es absichtlich angewendet wird, *Mittel* werden. Dafs diese Mittel nicht jederzeit dieselbe bestimmte Wirkung erzeugen, ist kein Gegenbeweis, denn alles Wirken in der Medizin, — ja in der ganzen organischen Natur — ist relativ, das heifst zusammengesetzt aus der Einwirkung und Gegenwirkung oder Receptivität des Gegenwirkenden, und es kann also Fälle geben, wo eine kräftige Natur der Wirkung widersteht und sie aufhebt. Dasselbe gilt aber von jedem

Mittel; selbst Brech- und Purgirmittel wirken zuweilen nicht, ohne dafs man deswegen ihnen die Brechen und Purgiren erregende Kraft abstreiten wird. — Ja man würde mit eben dem Rechte auch die Ursachen des Abortus ableugnen können, was doch wohl niemanden einfällt.

Ursachen und Mittel sind an sich völlig eins, der Zweck allein macht die Ursache zum Mittel, und jede Ursache wird Mittel, sobald sie mit Absicht angewendet wird. Wer also Ursachen des Abortus zugiebt, und das thun wir wohl alle, der giebt auch die Existenz von *Abortivmitteln* zu.

Es ist ja der nämliche Fall mit unzähligen andern Potenzen. — Die gröfseste Analogie haben die *Wurmmittel*. Man bemerkte, dafs auf gewisse Genüsse oder Proceduren die Würmer abgingen. Dies waren Ursachen. — Man wendete sie absichtlich an, und nun wurden es Mittel. — Ja die Analogie läfst sich noch weiter fortsetzen. Was von der Abtreibung der Eingeweidewürmer gilt, gilt auch von dem Menschenwurm, dem Fötus. Sie können nämlich eben so wie er, auf doppelte

Weise fortgeschafft werden, entweder durch Tödtung der Würmer, welche dann die Natur selbst als etwas Fremdes ausstöſst, oder durch Erregung einer gewaltsamen Lebensthätigkeit des Organs, was sie enthält, des Darmkanals. Diese Mittel nennen wir Wurmmittel, und niemand trägt Bedenken, ihre Existenz anzuerkennen. — Und doch wollen wir es bei den *Abortivmitteln*, welche in derselben Kategorie stehen! — Welcher Widerspruch!

Aber auch die Erfarung bestätigt es vollkommen. Niemand wird leugnen, daſs der Arzt die Menstruation befördern oder treiben könne, und dieselbe Wirkung kann ja, wie wir oben gesehen haben, auch den Abortus hervorbringen. Die Geschichte der Medizin ist voll von Beispielen, wo durch solche Mittel wirklicher Abortus erzeugt wurde, und wie unendlich viele mögen existiren von den ersten Monaten, wo es niemand bemerken konnte! Das Anlegen von Blutegeln an die Genitalien, und das Aderlaſs am Fuſse gehören hierbei zu den wirksamsten Mitteln. Wer hat nicht schon Beispiele erlebt, daſs nach dem Fahren auf stoſsenden Wagen, oder nach Stössen und Fällen auf den Leib oder Rücken Abortus erfolgt ist? Eben so nach heftigen Brechmitteln und drastischen Purgirmitteln? Noch ganz kürzlich hatte ich Gelegenheit, einen Fall zu beobachten, wo eine Frau bald nach einem genommenen heftigen Brechmittel die stärksten Bewegungen zum Abortus bekam, und 24 Stunden darauf abortirte. Aber noch ein ganz neues Beispiel von den geheimen und unbemerkbaren Abortusbeförderungen und von der Kraft der Sabina möge hier seinen Platz finden:

In S— hatte man lange schon ein Mädchen wegen ihres Lebenswandels in Verdacht, aber es zeigte sich keine Schwangerschaft; endlich wurde ein Sabinabaum, der im Garten stand, ausgerottet, und bald darauf wurde das Mädchen schwanger. — Es ist bekannt, dafs dieses Mittel zu der geheimen Hausapotheke gehört, wodurch Personen, bei denen die Reinigung ausbleibt, dieselbe wieder herstellen, und wie mancher Lebenskeim ist dadurch schon in der ersten Entstehung vernichtet worden!

Die medizinische Polizei hat ja darauf ihre Vorschriften zum Schutz und die gerichtliche ihre Gesetze und Strafen gegründet. — Ja der Schutz, den das Gesetz diesem verborgenen Leben schenkt, geht so weit, dafs es selbst den straft, der in den ersten Monaten die Schwangerschaft verheimlicht, und Eltern und Dienstherrschaften, die diese Anzeige nicht beachten. Eben so warnt jeder gewissenhafte Lehrer der Heilkunst und Klinik seine Schüler, bei ausbleibender Menstruation sowohl verheiratheter als unverheiratheter Personen, niemals gleich herbeiziehende oder treibende Mittel anzuwenden, sondern erst die Zeit abzuwarten, wo man über das Daseyn oder Nichtdaseyn einer Schwangerschaft Gewifsheit haben kann. — Auch verbietet deshalb die Medizinal-Ordnung den Apothekern ausdrücklich, nächst den Brechmitteln und drastischen Purgirmitteln, den Verkauf der Menstruation treibenden Mittel.

Wir geben gern zu, dafs in den spätern Zeitpunkten, wo die Frucht schon ausgewachsen und befestigt ist, die Wirkung der Abortivmittel schwächer ist, wie uns noch neulich ein Fall in einer Französischen Zeitschrift mitgetheilt wurde, wo die Schwangerschaft den heftigsten drastischen Mitteln widerstanden hatte, und wie wir auch einigemal bei Schwangerschaften, die für Wassersucht gehalten wurden oder damit verbunden waren, und mit den stärksten diuretischen und drastischen Mitteln bekämpft wurden, gesehen haben. Aber diefs ist keineswegs immer der Fall, und besonders in den ersten Monaten, wo das Leben der Frucht nur schwach und ihre Adhäsion noch so zart ist, da ist die Gefahr gewifs sehr grofs.

Wir glauben also, mit vollem Recht, zum Schlufs den Satz als festgegründet aussprechen zu können: *Es giebt Abortivmittel; — und ein Arzt, welcher sie in den ersten Monaten nach ausbleibender Monatsreinigung (welche jederzeit als präsumtive Schwangerschaft zu betrachten ist) anwendet, beweiset dadurch entweder einen strafbaren Leichtsinn, oder Unwissenheit, oder die Absicht den Abortus zu befördern.*

Bei der gegenwärtigen Untersuchung kommt nun vorzüglich die Frage in Betracht: *Ob es nicht unter gewissen Umständen dem Arzte, selbst erlaubt, ja Pflicht seyn könne, den Abortus zu befördern?*

Es können nehmlich durch die Schwangerschaft selbst so gefährliche körperliche, selbst geistige, Zufälle erregt werden, es kann mit der Schwangerschaft die Gefahr einer so schweren Geburt verbunden seyn, daſs durch alles dieses das Leben der Mutter gefährdet wird. Es kann die Beschaffenheit des Beckens eine sehr schwere, ja tödliche, Niederkunft fürchten lassen. Und hier kann die Unwissenheit, die Schlechtigkeit, ja selbst sophistische Ueberklugheit und Gutmeinen, es für erlaubt und recht halten, besonders in den ersten Monaten, wo man selbst noch durch die Uegewiſsheit der Schwangerschaft das Gewissen beschwichtigen kann, durch treibende Mittel die einige Monate ausgebliebene Menstruation wieder herzustellen, und auf solche Weise die Schwangerschaft zu vernichten.

Aber auch hier antworten wir: Vor Menschen und nach menschlichen Ansichten mögt ihr euer Beginnen entschuldigen und beschönigen. Vor Gott bleibt es Sünne. Gott hat diefs Daseyn gewollt, denn er hat es gegeben. Der beschränkte, kurzsichtige, Mensch darf sich nicht anmafsen, in diese höhere Macht und Fügung eingreifen zu wollen und Gottes Werk zu vernichten. Wie viel tausend Wege stehen der göttlichen Macht zu Gebote, dennoch alles glücklich und herrlich auszuführen, ja selbst aus Leiden und Unglück das Herrlichste hervorzurufen!

Die neuerlich empfohlene *Beförderung der Frühgeburt* würde unter dasselbe Verdammungsurtheil fallen, wenn sie sich erlauben wollte, die Frucht vor ihrer Lebensfähigkeit oder mit Gefahr ihres Lebens zur Welt zu fördern.

Das Leben während der Geburt.

Hier stofsen wir auf Fälle unserer Aufgabe, die unstreitig zu den schwierigsten gehören, und das Gefühl, die Pflicht, und das Gewissen des Arztes auf eine furchtbare Art in Anspruch nehmen und entzweyen können. Dahin gehört die schreckliche Lage, wenn die Mutter ihr Kind nicht gebähren kann, und die Frage entsteht, wer für das andere sterben soll. Es ist bekannt genug, dafs man in manchen dieser Fälle sich für berechtigt hielt, zuweilen das Kind, zuweilen die Mutter, je nachdem die Umstände, ja selbst politische und äufsere Verhältnisse, es foderten, aufzuopfern — ja einen absichtlichen, wohl überlegten und kunstmäfsigen, Todtschlag (die Compression und Enthirnung) zu begehen. — In welche Lage kommt hier der Arzt! Und wie soll er sich dabei benehmen!

Wir wollen die Fälle genauer untersuchen.

Der *erste* Fall ist, wenn das Kind ausser der Gebärmutter in der Höhle des Unterleibes liegt (*Graviditas extrauterina*), also die Geburt auf dem natürlichen Wege völlig unmöglich ist. Hier ist der Tod des Kindes gewiſs, die Mutter aber kann es überleben, und noch viele Jahre, mit der todten Frucht in ihrem Leibe, fortleben, oder sie auch durch allmählige Auflösung und Vereiterung auf andern Wegen von sich geben. — Es kann aber das Leben des Kindes gerettet werden, wenn sie sich zur rechten Zeit zur Operation des Bauchschnitts entschlieſst, wobei aber freilich ihr eignes Leben in Gefahr kommt.

Hier bleibt es also ganz dem Gewissen und der Kraft der Mutter überlassen, ob sie sich der Operation unterwerfen will, so wie der Einsicht des Arztes, den Zeitpunkt der Operation so zu wählen, daſs auch der Zweck, ein lebendiges und lebensfähiges Kind zur Welt zu bringen, völlig erreicht wird.

Der *zweite* Fall, wenn entweder durch unverhältniſsmäſsige Gröſse des Kindes, oder durch zu bedeutende Enge des Beckens, oder durch Gewächse und andere Hindernisse, die Geburt, wenigstens eines lebenden Kindes, unmöglich wird. — Hier ist die Mutter verloren, wenn das Kind nicht geboren wird. Sie kann aber ihr Leben retten, wenn das Kind im Mutterleibe getödtet wird (durch Enthirnung und Compression des Kopfes, wodurch es durchgangsfähig wird). Sie kann selbst beides, ihr und des Kindes Leben, retten, wenn sie sich zur Operation des Kaiserschnitts entschliefst, wobei aber auch immer ihr eignes Leben in Gefahr kommt.

Hier hat man nun die wunderbarsten Berechnungen, nach irrdischen, politischen, ja diplomatischen, Rücksichten angestellt, aber sich, wie gewöhnlich, in immer neue Schwierigkeiten verwickelt, — um zu entscheiden, welches Leben wichtiger, welches zu erhalten und welches zu opfern sey. Bei einem Kinde der niedern Klasse zum Beispiel war es das Kind, was man opferte, und der Mutter wurde das Lebensrecht zugestanden, bei den höhern Ständen aber, wo etwa mit dem Daseyn des Kindes grofse Erbschaften oder gar Thronfolgen verbunden waren, meinten die

Klugen dieser Welt, müsse man die Mutter daran geben und das Kind erhalten.

Aber ich frage:

Einmal, wifst ihr denn gewifs, was ihr erhaltet? — Es kann ja eine Mifsgeburt seyn, es kann ein weibliches Wesen seyn, was alle diese Vortheile verliert; es kann ein so schwaches Kind seyn, dafs es bald nach der Geburt stirbt. Und wie wird es dann mit euren klugen Berechnungen aussehen, wenn ihr das Leben eines Menschen deshalb geopfert habt?

Zweitens, wer gab euch das Recht, das Todesurtheil über einen Menschen zu sprechen? Und wer darf je die göttliche Heilkunst, die erhaltende und belebende, zu einem Instrument des Todes herabwürdigen? Welcher Arzt kann die Schmach auf sich laden, ein Henker zu werden?

Uns scheint aber diese so verwikkelt gemachte Aufgabe, nach menschlichen und göttlichen Gesetzen, sehr einfach durch folgende wenige Worte aufgelöset zu seyn:

Kein Mensch hat das Recht, über die Nothwendigkeit des Daseyns eines andern Menschen zu entscheiden, und ihn zu tödten.

Also jede Tödtung, jede Enthirnung eines Kindes so lange es lebt, ist eine verwerfliche, eine sündhafte Handlung.

Der Mutter allein steht es zu, in einem solchen Falle zu entscheiden. Es ist ihr eignes Leben, und das Kind ist noch ein Theil ihres Selbst. Sie allein kann bestimmen, ob sie ihr eigen Leben wagen will, um das Leben ihres Kindes zu retten. Und diefs ist jederzeit möglich, im ersten Fall durch den Bauchschnitt, im zweiten durch den Gebärmutterschnitt. Beide Operationen können, wenn sie gehörig und zur rechten Zeit angestellt werden, mit Erhaltung des Lebens von Mutter und Kind gemacht werden, und sind schon mit diesem glücklichen Erfolg gemacht worden. — Die einzige Pflicht des Arztes hierbei also ist, der Mutter zur rechten Zeit die Unmöglichkeit der Geburt und die Nothwendigkeit der Operation als einziges Rettungsmittel vorzustellen, und ihre Entscheidung zu erwarten;

nie

nie aber die Enthirnung oder Kompression oder Zerstückelung des Kindes früher vorzunehmen, als bis er von dem Tode desselben völlig überzeugt ist.

Auch wird bei der Gewifsheit eines solchen Ausgangs, die von dem würdigen *Wenzel* empfohlene, künstliche Frühgeburt, wenn sie mit der gehörigen Vorsicht zu Erhaltung des Kindeslebens angestellt wird, eine treffliche Aushülfe seyn.

Das Leben nach der Geburt.

Auch nach der Geburt, im schon völlig ausgebildeten Leben, können Lagen und Verhältnisse eintreten, wo der Arzt, selbst der rechtlichste, in Versuchung geführt werden kann, des Leben eines Menschen aufs Spiel zu setzen, ja sein Nichtdaseyn für besser zu halten, und es absichtlich zu vernichten.

Zuerst die gar nicht selten vorkommenden Fälle, die nur zu oft mit grofsem Leichtsinn behandelt werden, wo eine schwere, bei gewöhnlicher Behandlung unheilbare, Krankheit, ein Mittel oder eine Operation nöthig macht, wobei das Leben des Kranken in offenbare Gefahr gesetzt wird, und wo allerdings, wenn der Tòd darauf erfolgt, der Arzt als Ursache des Todes angesehen werden kann. — Es fragt sich: Hat der Arzt ein Recht dazu, einen Menschen dieser Gefahr auszusetzen? — Meine Antwort ist: Ja, aber nur unter zwei Bedingungen:

Einmal: Es muſs völlig entschieden seyn, daſs nur unter dieser Bedingung die Rettung des Lebens möglich ist.

Zweitens: Der Kranke muſs von der Lebensgefährlichkeit des Mittels unterrichtet und es selbst zufrieden seyn, sein Leben zu wagen, um dem gewissen Tode zu entrinnen.

Also eigentlich bleibt es auch hier der Kranke, der allein das Recht hat, sein Leben auf das Spiel zu setzen, und in diesen Fall zu entscheiden. Der Arzt bekommt es nur Auftragsweise durch ihn, und er darf es, weil er die Absicht hat ihn zu retten.

Aber nirgends ist wohl die Versuchung gefährlicher, und nirgends zeigt sich die Gefahr einer falschen Philosophie gröſser, als da, wo bei unheilbaren, schweren, schmerzhaften, Leiden, bei gänzlichem Schwinden jeder irrdischen Hoffnung, bei manchen Arten der peinlichsten Schwermuth und Angst, der Kranke selbst sehnlichst um Abkürzung seiner Leiden bittet, ja seine Lieben selbst, aus den theilnehmendsten Mitgefühl, seine Auflösung erflehen. — Sollte hier nicht der Arzt das Recht haben, ihm seine Leiden — denn das allein ist noch sein Leben — abzukürzen? Sollte es nicht sogar Pflicht für ihm seyn? — Und *doch darf er es nicht.* Bei allem Schein der Versüchung, bei den trügerischsten verführerischsten Vorspiegelungen seines Gefühls und der guten Absicht, darf er es nicht. Denn er braucht sich nur zweierlei recht lebhaft und in seiner einfachen Gestalt vor Augen zu stellen, das, was er thut, und das, wozu er durch sein Amt berufen ist. — Was thut er? — Er verkürzt absichtlich das Leben eines Menschen, er tödtet. Und dazu hat kein Mensch unter keiner Bedingung ein Recht, denn das Gebot Gottes lautet ganz einfach: *Du sollst nicht tödten*, durchaus ohne alle Klausel — ja in der Ausdehnung, die das Christenthum diesem Gebote gegeben hat; du sollst nicht einmal den Tod eines Menschen wünschen. — Und was ist sein Beruf, sein ihm von Gott anvertrautes Amt? — Das eigentliche Wesen, der Centralpunkt, des hohen ärztlichen Berufes, ist *Erhaltung, möglichste Verlängerung, des Lebens*. Diefs hat der Arzt beschworen, als er Mei ster seiner Kunst wurde, und ihm die Rechte und Pflichten derselben übertragen wurden. Er hat feyerlich beschworen, alles zu thun, wodurch menschliches Leben erhalten, aber nichts, wodurch es auch nur einen Augenblick verkürzt werden könnte. Denn was ist ein Augenblick, was ist lange und kurz, was ist überhaupt jede Zeitbestimmung in solchen Verhältnissen? — Ein Augenblick kann die Ewigkeit werth seyn. — Kein irrdisches Auge vermag zu durchschauen, wozu diese Zeit des Daseyns, selbst des schmerzlichsten Leidens, noch von dem Vater alles Daseyns bestimmt ist, wozu sie heilsam und nothwendig ist, für den Leidenden, für die Angehörigen, für den Zusammenhang des Ganzen, wovon er ein Theil ist. Ja was ist das physische Leiden gegen das Leben und die höhere Entwickelung des Geistes, die vielleicht dabei bezweckt wird?

Und ich bitte einmal hierbei recht ernsthaft zu bedenken, was es heifst — sei es auch in der besten Absicht — einmal das göttliche Gebot zu überschreiten, und, *wohin es führt!* — Ist einmal die Linie überschritten, *so giebt es keine Grenzen mehr*; es sind nur stufenweise Uebergänge bis zu den Allerfurchtbarsten. Erlauben wir uns einmal, über die Nothwendigkeit eines menschlichen Daseyns zu entscheiden, und uns das Recht anzumafsen, es, zu seinem eigenen Besten, zu vernichten, so mufs es ja noch viel mehr erlaubt seyn, es *zum Heil des Ganzen* aufzuheben, und so durch tausend Scheingründe immer weiter fort; — und der scheufslichste Jesuitismus ist fertig, dessen Wesen eben der Grundsatz ist: „Der Zweck heiligt das Mittel." — Ein Grundsatz, den ich unbedenklich die Doctrin des Teufels nenne.

Und doch ist es eben dieser Irrsatz, durch welchen noch in den neuesten Zeiten selbst die rechtlichsten Männer zu den verdammungswürdigsten Handlungen verleitet worden sind. — Man denke an den, gewifs edlen Jüngling, *Sand*, der in der besten Absicht, in der Meinung Gott einen Dienst zu thun, das schändlichste aller Laster, einen Meuchelmord, beging. Eben so wie man in frühern Zeiten, ebenfalls Gott und der Wahrheit zur Ehre, anders denkende verbrannte. — Man denke an *Crispin*, der das Leder stahl, um armen Leuten Schuhe zu machen. Man denke an so manchen Ehebruch der neuern Zeit, den der Theter sich dadurch beschönigte, dafs er dabei ein verirrtes Wesen auf den rechten Weg zurückführe, und aus einer unheiligen Verbindung reifse.

Aber es ist durchaus falsch, dafs der Zweck das Mittel heilige; sondern *jede Handlung hat ihre Moralität in sich selbst*, und ist *in sich* entweder *Gut oder Böse*, entweder *Recht oder Unrecht*. Die Zwecke und Folgen entscheiden nichts, und letztere liegen nie in des Menschen Hand. Nicht unser Gefühl, nicht unsere menschliche Ansicht, die so leicht irren kann, also auch nicht unser individueller Glaube recht zu thun sondern *Gottes Gesetz allein* entscheidet darüber, was Sünde ist. Und gegen diese läfst sich nichts anderes aufwiegen.

Wie einfach spricht dieses der göttliche Stifter unserer Religion in wenig Worten aus: „Was ihr nicht wollt, dafs euch die Leute thun, das thut ihnen auch nicht" — diefs ist der Inbegriff und Kern aller Gebote. Und philosophisch ausgedrückt durch *Kant*: „Handle so, dafs dein Handeln Maxime des Handelns für alle vernünftige Wesen werden könnte."

Bedarf es noch einer Erinnerung, dafs diefs alles von *doppelter Wichtigkeit ist für Aerzte*, denen das Publikum mit so unbedingtem Vertrauen sein Leben in die Hand legt, und die so viel tausend Wege haben, durch Begehungs- und Unterlassungssünden, auf die unbemerkteste Weise, einen Menschen aus der Welt zu schaffen? Fürwahr, wenn hier nicht die strengste Gewissenhaftigkeit, das strengste Festhalten an dem Wort des Gesetzes, herrschend bliebe, wenn die Aerzte auch den neuen Ansichten huldigten, dafs das, was ein jeder nach seiner subjektiven Ueberzeugung für Recht hält, auch wirklich Recht sey —: dann wehe der menschlichen Gesellschaft; dann wären die Aerzte die gefährlichste Menschenklasse im Staate, die gefährlichsten Giftmischer, für die nichts sichern könnte. — Ich vergesse nie die Zeit, wo *Napoleon* der Verderber des Menschengeschlechts war, und wo es ebenfalls Menschen gab, die seine Vernichtung für die höchste Beglückung der Menschheit hielten. Wie verführerisch hätte eine solche Ansicht für den ihn behandelnden Arzt werden können! Wie verdienstlich die Ausführung! — Und dennoch wäre es eine

Schandthat geblieben, und ein *solcher hätte zugleich seine Kunst entehrt, und Gottes Gebot übertreten.*

Ich würde diesen Gegenstand nicht so ausführlich behandelt haben, wenn es nicht jetzt eben an der Zeit und von der höchsten Nothwendigkeit wäre, die Begriffe darüber zu berichtigen; da so manche neuere Philosophen, ja selbst Theologen — die doch die Vorsteher und Träger des göttlichen Gesetzes seyn sollten — diesen furchtbaren, jesuitischen, Grundsatz in Schutz genommen haben: „Alles, was man in der subjektiven Ueberzeugung Recht zu thun, thue, selbst der Meuchelmord, sei auch vor Gott Recht gethan."

Ich möchte wohl diese Herren fragen, ob sie Aerzten mit diesen Grundsätzen ihr Leben anvertrauen wollten?

Sehr merkwürdig ist hierüber ein Gespräch, welches *Napoleon* selbst mit seinem Arzte, dem Doctor *O'Meara* hielt, und das Betragen seiner Aerzte bei der berühmten Vergiftungsgeschichte in Syrien betrifft.

Wir theilen es hier mit, so wie es in der *Stimme aus St. Helena* erzählt wird:

„Ehe ich von Jaffa abzog, fuhr *Napoleon* fort, und nachdem die meisten Kranken und Verwundeten eingeschifft worden waren, wurde mir berichtet, daſs noch einige Soldaten in dem Hospital so gefährlich krank lägen, daſs man nicht im Stande sey, sie zu transportiren. Ich lieſs sogleich die Chefs des ärztlichen Staabes versammlen, und sie fragen, was hier zu thun wäre, und bat sie, mir ihren Rath über die Sache mitzutheilen."

„Sie stellten daher ihre Untersuchung an, und fanden, daſs 7 oder 8 Soldaten so gefährlich krank wären, daſs an kein Aufkommen derselben zu denken sey, und daſs sie höchstens noch 24—30 Stunden leben würden; überdies litten sie an der Pest, und man laufe Gefahr, alle diejenigen, die sich ihnen nähern würden, angesteckt zu sehen. Einige derselben, die noch Bewuſstseyn hätten und bemerkten, daſs man sie zurücklassen würde, bäten aufs dringendste, sie zu tödten. *Larrey* war der Meinung, es sei keine Wiedergenesung möglich, und diese armen Soldaten würden in wenigen Stunden den Geist aufgeben: da es indessen möglich sei, dafs sie bei dem Einzuge der Türken in die Stadt noch lebten, und die Erfahrung lehrte, welche grausamen Martern diese gewöhnlich ihren Gefangenen auflegten, so halte er es für eine Handlung der Menschlichkeit, ihre Wünsche zu erfüllen, und ihr Ende um einige Stunden zu beschleunigen. *Desgenettes* war nicht dieser Meinung und erwiederte, *sein Amt gebiete ihm, die Kranken zu heilen, und nicht, ihr Ende zu beschleunigen. Larrey* kam gleich nachher zu mir, erzählte mir alle Umstände und die Aeufserung *Desgenettes*, mit dem Zusatz, dafs *Desgenettes* doch wohl Recht hätte. Aber, fuhr *Larrey* fort, diese Leute können nur noch 24 oder höchstens 36 Stunden leben, und wenn Sie einen Nachtrapp von Reiterei zum Schutz derselben gegen Streifcorps zurücklassen wollen, so wird dies hinreichend seyn. Ich liefs daher 4—500 Mann Reiterei zurück, mit dem Befehl, den Platz nicht eher zu verlassen, als bis sie alle todt wären. Sie blieben zurück, und berichteten mir nachher, dafs alle noch vor ihrem Abzug gestorben wären. Ich habe aber indessen erfahren, daſs noch einer oder 2 Lebende waren, als *Sidney Smith* dort anlangte. Dies ist der wahre Hergang dieser Geschichte. Ich glaube sagen zu dürfen, daſs *Wilson* selbst jetzt weiſs, daſs er getäuscht wurde. *Sidney Smith* hat diesen Umstand nie für Wahrheit ausgegeben. Mir scheint diese ganze Vergiftungsgeschichte, aus einer Aeuſserung von *Desgenettes* entsprungen zu seyn. Seine Aeuſserung wurde wahrscheinspäter miſsverstanden, oder nicht genau wiederholt. *Desgenettes*, fuhr er fort, war ein guter Mann, und obschon er die Veranlassung zu dieser Erzählung gab, so war ich doch nicht darüber beleidigt, und hatte ihn in mehrern spätern Feldzügen noch um meine Person angestellt. Nicht als ob ich es für ein Verbrechen gehalten hätte, wäre Opium gegeben worden: im Gegentheil, ich würde es für eine Tugend gehalten haben. Ich glaube, es wäre wahrhaft grausam gewesen, wenn man einige arme Unglückliche die nicht genesen konnten, zurückgelassen hätte, um sie durch die Türken nach ihrer gewöhnlichen Sitte, unter den jammervollsten Martern niedermachen zu lassen. Ein General muſs mit seinen Soldaten so handeln, wie er gegen sich selbst handeln würde. Würde nun aber nicht jeder vernünftige Mensch unter ähnlichen Umständen einen leichten Tod, einige Stunden früher, der Hinrichtung unter den Martern dieser Barbaren vorgezogen haben?"

Und dennoch, trotz dieses ganzen Raisonnements *Napoleons*, hatte der wackere *Desgenettes* Recht: *der Arzt darf sich nie, unter keiner Bedingung, zum Henker brauchen lassen.*

Zum Schlufs erlaube man mir, noch ein Wort über, *das Versuche machen mit Giften und mit noch nicht erprobten neuen Mitteln*, beizufügen, — ein Punkt, der allerdings auch hieher gehört, in sofern dabei das Leben der Menschen auf das Spiel gesetzt werden kann; und wo ebenfalls oft nicht zu leugnen ist, dafs mit unverzeihlichem Leichtsinn verfahren wird, und es noch immer Aerzte zu geben scheint, die in den Menschen ein blofses Kunstobjekt, ja wohl gar eine *Anima vilis*, zu erkennen glauben. — Aber wie oft soll es wiederholt werden, dafs das menschliche Leben nie als Mittel, sondern immer als Selbstzweck, zu behandeln ist, und dafs in jedem Menschen die ganze Menschheit repräsentirt und zu ehren ist! Dafs folglich jedes solches Beginnen verwerflich und sündhaft ist, und jeder Arzt, der bei einem solchen Versuch das Leben eines Menschen verkürzt, immer als Mörder desselben betrachtet werden mufs! — Wir wissen zwar sehr wohl, dafs der Versuch zur Erweiterung der Kunst unentbehrlich ist, und dafs ihn in sofern das Interesse und das Wohl der ganzen Menschheit fodert. Aber er darf nur mit jener Rücksicht unternommen werden, er werde immer mit der gröfsten Vorsicht gemacht, erst an Thieren, und dann erst mit gröfster Behutsamkeit an Menschen, und mit besonderer Aufmerksamkeit auf alle dabei möglichen Nachtheile für Leben und Gesundheit. Am besten, wie *Störk* that, mache der Arzt den ersten Versuch am eignen Körper. Er berücksichtige dabei ferner nicht blofs die unmittelbaren tödtlichen Folgen, sondern auch die oft lange nachher erst nachkommenden, wie dies bei mehrern Mitteln, welche geheim und tief in die Organisation eingreifen, und den ersten Keim zu innern Desorganisationen edler Eingeweide legen können, als z. B. dem Arsenik, gar nicht zu leugnen ist, wo zwar der Kranke von der gegenwärtigen Krankheit geheilt wird, aber darnach in ein sieches Leben verfällt, und dann oft nach Jahren erst den Tod erleidet, welcher immer noch als Nachwirkung jener Kur zu betrachten ist.

Ueberhaupt halte ich es nicht für überflüſsig, die Aerzte hierbei an eine der wichtigsten Regeln der Heilkunst zu erinnern: *Das Heilmittel sey nicht angreifender und lebenszerstörender als die Krankheit!* — Es ist fürwahr ein sehr wichtiger und bisher bei weitem nicht genug beherzigter Unterschied unter den Heilmitteln. Einige berühren den Organismus nur oberflächlich und vorübergehend, andere greifen tief ein in die Organisation und Reproduction und in den ganzen chemischen Lebensprozeſs, ja sie gehen selbst substantiell in ihn ein, und wirken auch nach ihrem Gebrauch lange fort. Diese Wirkung ist in der That völlig gleich einer chronischen Vergiftung, worunter jeder Zustand zu rechnen ist, wo etwas fremdartiges, dem Leben feindseliges, im Organismus zurückbleibt. Dieſs gilt vorzüglich von manchen metallischen

Mitteln. — Wer also zum Beispiel bei dem geringsten Rheumatismus, den er mit einer Spanischen Fliege, bei der geringsten Entzündung, die er mit Nitrum und Glaubersalz heben konnte, dem Kranken gleich Quecksilber giebt, oder bei einem Wechselfieber, das er mit Salmiak heben konnte, gleich Arsenik anwendet, der giebt ihm unstreitig Mittel, welche angreifender und zerstörender sind als die Krankheit selbst, und, in sofern jedes Arzneibrauchen eine künstlich erregte Krankheit ist, erregt er ihm in der That eine gröſsere Krankheit als die war, die er heilen wollte.

FSC
www.fsc.org
MIX
Papier | Fördert gute Waldnutzung
FSC® C083411

Zeitfracht Medien GmbH
Ferdinand-Jühlke-Straße 7
99095 Erfurt, Deutschland
produktsicherheit@kolibri360.de